AF299690

THÉORIE
DE L'ANTAGONISME
ET
DE LA PONDÉRATION

APPLIQUÉE AU CHOLÉRA ASIATIQUE, AUX FIÈVRES
ET AUTRES DÉRANGEMENTS DE LA CIRCULATION,

PAR

M. ALEXANDRE GÉRARD

D. M. S.

Chevalier de la Légion-d'Honneur, Médecin à Étain.

VERDUN

IMPRIMERIE DE LALLEMANT

RUE St-PAUL, 6

1856

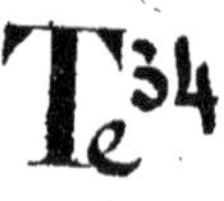

LE CHOLÉRA MORBUS

ET

LES FIÈVRES.

T 34
Ie 370

THÉORIE

DE L'ANTAGONISME

ET

DE LA PONDÉRATION

APPLIQUÉE AU CHOLÉRA ASIATIQUE, AUX FIÈVRES
ET AUTRES DÉRANGEMENTS DE LA CIRCULATION,

PAR

M. ALEXANDRE GÉRARD

D. M. S.

Chevalier de la Légion-d'Honneur, Médecin à Étain.

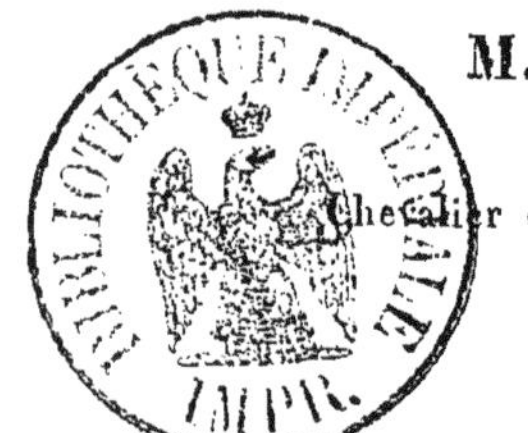

VERDUN

IMPRIMERIE DE LALLEMANT

RUE St-PAUL, 6

1856

LE CHOLÉRA MORBUS ET LES FIÈVRES

PAR L'ANTAGONISME ET LA PONDÉRATION.

I.

Dans une première lettre, insérée en 1832 dans les transactions médicales, je soutenais déjà que le choléra-morbus asiatique est contagieux, et j'appuyais mon opinion de faits qui la confirmaient. Révolté depuis longtemps de l'arrogance de certains médecins qui, de leur autorité privée, veulent effacer toute idée de contagion, je demandais pourquoi ces *docteurs* semblaient plus préoccupés des intérêts du commerce que de la santé publique ; mais le but principal de cette lettre était de faire connaître que la médicaton vomitive, lorsqu'on s'y prenait à temps, m'avait paru presque miraculeuse pour enrayer l'effet de l'intoxication cholérique.

En novembre 1850, dans une seconde lettre au rédacteur en chef de la *Revue Médicale*, je donnais des preuves nouvelles et incontestables de cette propriété contagieuse du poison cholérique, attachant à ce mot *contagion* la double propriété d'être transportée par toutes les voies des communications humaines et de se reproduire *par génération*. Cette dernière propriété est de la plus grande importance, puisqu'elle établit une différence bien tranchée entre les épidémies vraiment contagieuses et celles dites infectantes.

J'ai toujours pensé que les poisons contagieux appartiennent au règne végétal ou animal, puisqu'ils prospèrent presque tous dans les circonstances favorables aux êtres organisés, et que, dans leurs évolutions, on distingue les trois périodes qui caractérisent tout ce qui vit; de naissance, d'état et de déclin.

Ces considérations concernant les propriétés natives et accidentelles de ces poisons contagieux, jointes aux dispositions encore plus variables des corps humains, expliquent un grand nombre d'évènements extraordinaires observés pendant le cours de ces règnes épidémiques, lesquels restent inexplicables et comme mystérieux, si on ne les admet pas (1). En terminant cette seconde lettre, j'en annonçais une troisième dans laquelle je devais expliquer les causes de plusieurs différences que j'avais observées pendant les épidémies de 1832 et

____

(1) Le poison a plus ou moins d'activité, et, d'un autre côté, le corps humain oppose plus ou moins de résistance.

de 1849, soit entre les symptômes morbides et ceux de réaction, soit entre les effets différents des mêmes remèdes; mais je vis alors pleuvoir tant de lettres, de traités, de dissertations sur le choléra, que je crus prudent, pour le moment, de me retirer de la foule.

Cependant je me sentais comme engagé : voilà, disais-je en moi-même, la juste punition de ces engagements téméraires dans des consciences trop délicates ! C'est à de pareils scrupules que nous devons tant de livres médiocres, annoncés d'avance avec éclat, ou des suites d'articles qui ont affaibli la valeur incontestée des premières feuilles; mais, continuai-je, rien ne presse en ce moment, le fléau, emporté si rapidement par la vapeur dans tous les coins du globe, exerce présentement ses ravages au loin : cependant il peut revenir; il reviendra même très-probablement. Les portes du Balkan restent toujours ouvertes ; et, à son retour, il retrouvera les esprits aussi incertains, aussi divisés qu'au temps de sa première invasion.

Je faisais sans doute ces réflexions lorsque je lus dans la *Revue Médicale* un discours de M. Clot-Bey à l'Académie de Médecine et des propositions, en forme de thèses, qu'il fit insérer dans le même journal et probablement dans d'autres aussi, pour tenir le public attentif.

Je fus vivement ému par l'excentricité de ces propositions, et je pris la résolution de rentrer dans la lice dès que mes devoirs me le permettraient.

Le discours de M. Clot-Bey me parut fait exprès pour redresser les idées de l'Académie et des médecins français au sujet de la peste d'Orient. Je ne veux pas entrer dans cette discussion, puisque l'Académie n'a pas jugé à propos de le faire et a écouté cette espèce de leçon sans y faire aucune objection.

Cependant je ne puis laisser passer sans les combattre les nouvelles hérésies prêchées par le médecin égyptien, au sujet des maladies contagieuses en général, et du choléra en particulier.

M. Clot-Bey soutient en premier lieu que la peste n'est pas le typhus, ou du moins un typhus ; je le crois comme lui : la peste est le produit d'un poison *sui generis* : comme il n'existe pas deux substances toxiques perceptibles à nos sens, dont les effets soient identiques, il en est de même des poisons miasmatiques : on conçoit, en effet, que chaque système particulier de nerfs et de vaisseaux, que chaque organe ayant dans sa composition moléculaire quelque chose de propre, de spécial, doit avoir aussi des affinités différentes et particulières avec telle ou telle substance médicamenteuse ou toxique.

M. Clot-Bey refuse positivement d'admettre le

typhus au nombre des maladies épidémiques, sous prétexte que, se bornant ordinairement à une seule localité, il ne franchit jamais de grandes distances.

Cette allégation est loin d'être exacte ; si la marche du typhus est un peu moins rapide que celle du choléra, si ses attaques sont un peu moins subtiles, ces circonstances n'en changent pas la nature ; le typhus, comme la variole, vient partout où il est semé dans des conditions convenables : je l'ai vu sévir dans le même temps de Strasbourg à Vienne en Autriche, ensuite de la Sprée au Niémen, plus tard, de Dresde à Metz et même beaucoup plus loin. Les raisons données par l'auteur pour exclure le typhus de la catégorie des maladies épidémiques tiennent à des idées préconçues qui lui sont parti-culières ; il prétend, par exemple « que ce n'est pas « le grand nombre de personnes attaquées en même « temps d'un même mal qui constitue une épidé- « mie ; qu'il est nécessaire que sa cause soit sidérale « ou atmosphérique. »

Je ne saisis pas la raison de cette nécessité ; je pense, au contraire, que si chaque médecin veut ainsi, de son autorité privée, changer la valeur des mots ou en forger de nouveaux, c'est un moyen infaillible de ne jamais s'entendre et de renouveler la confusion de Babel.

« Le choléra, ajoute l'auteur, s'en va, revient,
« sans qu'on sache pourquoi ni comment il est
« venu, ni ce qu'il est, ni d'où il vient, et, ce qu'il
« y a de plus déplorable, c'est que nous ne savons
« rien sur son traitement.

« Il a plu autrefois à la peste d'apparaître en
« Europe, sans que nous sachions pourquoi ni
« comment; puis, comme le choléra, elle s'en est
« allée : la peste reviendra en Europe quand il lui
« plaira; qu'il s'agisse de la peste, du choléra ou
« de la fièvre jaune, nous ne savons absolument
« rien sur les épidémies. »

O Broussais! voilà donc l'ontologie qui redresse
hardiment la tête au sein même de l'Académie!
Si, contrairement à votre triste conviction, vous vous
trouvez avoir une âme immortelle et connaissance
de ces débats, vous devez être indigné de l'injuste
mépris de votre doctrine et plus encore des miséra-
bles inventions mises à sa place! Que pouvez-vous
penser de cette fièvre typhoïde (1) qui a envahi sans

(1) Dans les fièvres ou troubles de la grande circulation
du sang, les nosologistes ont souvent pris les complications
pour des espèces différentes, tandis que les novateurs
négligent les complications et les confondent sous le nom
arbitraire de typhoïde dont ils ont réglé le traitement avec
fort peu de discernement.

La raison se trouve assurément du côté des premiers
qui devaient varier leur traitement selon le genre des complications.

raison le domaine de toutes les autres, mais surtout, que direz-vous de ces promenades fantastiques, de ces caprices bizarres de la peste et du choléra?

Pour moi, je trouve dans les assertions de M. Clot-Bey quelque chose qui sent comme le sphinx, quelque chose de plus dangereux encore, la fatalité : pourquoi aussi cette déclaration d'une ignorance totale de la nature et du traitement des maladies épidémiques, ce qui n'est pas plus vrai pour celles-ci que pour les autres? Les détracteurs étrangers à l'art et les mauvais plaisants ont-ils donc jamais failli à la médecine? Je répondrai à ces assertions déplorables.

Non, le choléra n'est pas venu seul : il ne faut rien croire, si l'on refuse d'admettre qu'on nous l'a apporté d'Asie et par gîtes d'étape pour ainsi dire. Il y a presque unanimité sur ce point; l'irrégularité de sa marche dans le temps et l'espace, la prédilection qu'il affecte pour les villes de commerce et tous les lieux où se fait un grand concours de monde indiquent assez, ce me semble, qu'il est transporté

Ce qui prouve la vérité de ce que je dis, c'est que ce traitement de la prétendue fièvre typhoïde a varié vingt fois et avec succès entre les mains de plusieurs bons praticiens, par des traitements différents et souvent contraires. J'ai déjà traité ce sujet dans un mémoire adressé à la Société des sciences médicales du département de la Moselle, et inséré dans le *Journal général de Médecine*, année 1824, page 44.

par les hommes et suit toutes les voies des communications humaines !

S'il éclatait sous le choc de quelque influence astrale ou atmosphérique, ainsi que le pense M. Clot-Bey, sa marche se trouverait en rapport avec le cours de cet astre imaginaire et n'affecterait que certains degrés de longitude ou de latitude. Si, engendré dans quelque coin du globe, il était transporté par les vents, il s'étendrait à l'instant sur des contrées immenses et dans des directions aussi variables que les vents eux-mêmes, ce qui n'a pas eu lieu. Il est notoire, au contraire, qu'il chemine dans différentes directions, s'avançant d'autant plus promptement que les moyens de transport sont plus faciles et plus rapides.

Ces observations générales me paraissent d'un grand poids pour faire prévaloir l'opinion que je soutenais. Les réflexions que j'avais déjà faites à ce sujet, en 1832, me donnèrent l'assurance de prédire à jour fixe l'invasion du fléau dans la ville que j'habite.

Quant à l'essence du mal (ce qu'il est, en quoi il consiste), on peut affirmer que c'est un empoisonnement semblable ou analogue à plusieurs autres dont la nature nous est également inconnue. La cause de ces grands étonnements, vrais ou feints, de la part de nos adversaires, est que le poison ne tombe sous

aucun de nos sens et qu'il échappe à nos instruments.
Or on sait que les médecins matérialistes, qui domi-
nent aujourd'hui, ne croient à rien qui ne se puisse
voir ou toucher. L'analogie la plus frappante, l'in-
duction la plus serrée ne peuvent suffire à des esprits
si fortement prévenus; les plus ardents exigent des
causes sensibles, faisant voir par cette prétention
même leur incompétence en pareille matière, puisqu'ils confondent les opérations de l'entendement
avec les perceptions que donnent les sens.

En disant simplement que le choléra est un empoisonnement je sais très-bien que je ne l'explique
pas. C'est cependant mon dessein et le principal
motif de ce mémoire. Assez d'autres ont exposé les
symptômes et les résultats nécropsiques, je n'ai
rien à ajouter à cette partie.

Pour expliquer le mécanisme des accidents cholériques, tel que je le conçois, je me vois obligé,
pour me faire bien comprendre, de rappeler suc-
cinctement la théorie que j'ai déjà exposée dans
ma doctrine des fièvres (1).

Je juge cette répétition d'autant plus nécessaire
que je suis intimement persuadé qu'on n'y a pas
fait la moindre attention et que ma voix s'est per-
due dans le désert. La secte empirique, aujourd'hui

(1) Voir la *Revue Médicale*, tom. ii, année 1847.

triomphante, ne souffre aucune contradiction ; le seul mot de *théorie* la fait sourire de pitié. Ses adeptes affectent un superbe dédain pour toute tentative systématique ; tandis que, par une contradiction assez singulière, le mot de *philosophie* retentit dans tous leurs discours et se trouve à chaque page de leurs écrits. C'est le cas de dire de cette philosophie ce qu'on a dit de la véritable amitié, que si rien n'est plus commun que le mot, rien n'est plus rare que la chose. C'est cet empirisme non raisonné qui a fait perdre à la médecine son antique dignité et qui a facilité l'invasion des barbares.

Dès qu'il a été proclamé que la médecine consistait en descriptions et en expériences, la foule s'est jetée avec empressement dans cette carrière où les MM. *Farina* ne me paraissent inférieurs à aucun autre ; n'ont-ils pas prouvé par l'observation et l'expérience que l'eau de Cologne guérit toutes les maladies?

Ce qui nuit surtout à notre art dans l'esprit des savants et des hommes réfléchis, c'est que les médecins semblent être encore à la recherche des véritables principes de leur science. Ils s'adressent alternativement à l'histoire naturelle, à la physique, à la chimie principalement, comme pour leur demander si, par hasard, elles n'auraient pas trouvé la *médecine?*

II.

La médecine est pourtant une science aussi particulière, aussi distincte, *aussi certaine en son essence* qu'aucune autre de la même catégorie ; elle consiste dans la connaissance du mécanisme animal et comprend les causes diverses de ses différents dérangements, l'art de les prévenir, les moyens d'y remédier. La lenteur des progrès de la vraie science doit être attribuée à l'extrême difficulté du sujet, aux distractions forcées et incessantes des praticiens, et surtout à la mauvaise direction des études. Je veux dire qu'au lieu d'étudier l'action particulière et spécifique des modificateurs sur les divers systèmes de nerfs, de vaisseaux et sur chacun des organes, ainsi qu'il me semble qu'on le doit faire, on continue à appliquer des noms à des groupes de symptômes qui, le plus souvent, n'ont entre eux que des rapports accidentels et n'indiquent ni la première, ni la vraie cause du dérangement. Il me semble cependant que, s'il y a quelque chose de certain en médecine, *c'est cette spécificité des modificateurs excitants ou modérateurs agissant sur certains systèmes de nerfs et de vaisseaux, comme la lumière agit sur les yeux :* voilà ce qu'il faut étudier. Les anciens médecins avaient parfaitement reconnu ces affinités médicinales ; leur classification des médicaments en pectoraux, céphaliques, etc. , le prouve surabondamment ; il fallait seulement, au lieu de la rejeter avec dédain, pousser l'analyse un peu plus loin, puisqu'il est reconnu que la tête et la poitrine contiennent des parties de nature différente qui peuvent être dérangées et modifiées de plusieurs manières diverses. C'est dans ce champ que la chimie a déjà rendu et peut rendre encore de grands services à la médecine, en lui fournissant, pour ses expériences, des substances dégagées de leurs parties inertes ou moins mélangées.

Quant à l'explication des phénomènes de la vie par les lois physiques et chimiques, on ne peut raisonnablement l'accepter, puisque la vie ne surgit et ne s'entretient que par une violation continuelle de ces mêmes lois.

Qu'il existe des rapports plus ou moins intimes entre toutes les sciences, rien n'est plus vrai, puisqu'elles ne sont que des parties détachées du vaste ensemble de l'univers que l'esprit humain ne peut embrasser dans son entier ; mais puisque la faiblesse de l'intelligence humaine a nécessité ce partage, il importe de le maintenir. On parviendra peut-être quelque jour à raccorder ces parties séparées et à présenter, comme dans une carte générale, le plan complet de cette admirable et divine création.

En attendant, l'organisation humaine nous apparaît comme une création nouvelle, une petite machine dans une grande, mais une machine plus merveilleuse et plus savante. Les premiers matériaux de la petite sont évidemment pris dans la grande; les molécules qui la composent, arrachées par violence à leurs affinités naturelles avec des instruments créés exprès, sont disposées dans un ordre nouveau, mais aussi sur une assiette moins solide. L'organisation humaine apparaît comme une construction faite en l'air, qui ne se soutient que par le mouvement, finit avec lui, et n'est pas destinée à durer longtemps. C'est l'effet d'un art prodigieux, et le cas ou jamais de dire que l'art surpasse infiniment la matière. Ce sont ces considérations qui ont déjà fait dire à Brown que la vie est un état forcé, forcé bien véritablement, si on le considère sous le point de vue présenté ici. Ce mot *la vie*, si souvent répété dans les écrits des médecins, ne peut s'appliquer convenablement ni au mécanisme, ni au moteur séparément; ce mot présente évidemment à l'esprit une idée complexe et abstraite de la machine humaine tout entière dans la plénitude de son activité.

On conçoit la difficulté de présenter dans un ordre

analytique la composition et les jeux différents des systèmes et des appareils qui en ressortent; l'agencement est si intime et les fonctions tellement mêlées et dépendantes que les causes et les effets semblent souvent se confondre, tellement qu'on prend souvent les unes pour les autres. On dirait que tout a été coulé d'un seul jet, ainsi que Vico le pense de la création universelle qu'il attribue à une puissance formatrice en même temps qu'inventrice.

J'insiste sur le sens qu'on doit attacher au mot la vie, parce que les mots mal définis, mal entendus, sont un obstacle aux progrès de toutes les sciences. Je fais cette observation à raison de ces autres mots, *fièvre essentielle*, *affections générales*, qui retentissent dans les écoles et se lisent encore *avec regret* dans les écrits de nos auteurs; je dis avec regret, parce qu'il est impossible de voir avec indifférence des hommes, d'ailleurs si judicieux, se laisser entraîner par l'habitude et la routine en sens inverse de la raison.

Il n'y a pas d'affections générales, il ne peut même en exister; des observateurs superficiels ont seuls pu prendre l'apparence pour la réalité. Comment concevoir que la machine animale, composée de systèmes de nerfs, de vaisseaux et d'organes, non seulement divers, mais diamétralement opposés dans leurs fonctions, soient entraînés par leur dérangement dans un mouvement uniforme que l'on puisse dire général? L'esprit ne peut consentir à une telle proposition. On m'objecte que si le système sanguin pénètre partout, ses affections doivent nécessairement être générales. Je ne puis l'accorder, puisqu'il y a d'autres systèmes qui pénètrent également partout et dont les affections sont aussi générales, ce qui établirait plusieurs généralités.

J'avais proposé le mot *systématique* pour désigner les affections *particulières* de ces grands systèmes de nerfs et de vaisseaux. Ainsi, les affections peuvent être locales ou *systématiques*, mais jamais générales, parce que cette idée de généralité implique contradiction avec la conception du mécanisme animal qui ne peut s'expliquer que par *l'antagonisme* et *la pondération*.

De plus, ce système sanguin, dont les affections sont considérées comme générales, est divisé en deux parties, lesquelles se trouvent sous l'empire de deux forces opposées, l'une *foulante*, l'autre *aspirante*. Toutes les fois, par exemple, que le cerveau et la moëlle épinière, qui, dans l'homme, fournissent au cœur le principe de ses mouvements, éprouvent une commotion violente, soit physique, soit morale, qui intercepte le fluide moteur. Le cours de la grande circulation est interverti, la

pondération est subitement altérée, la force aspirante des veines *portiques* l'emporte sur la force
foulante du ventricule gauche, tout le sang artériel
est en peu d'instants engouffré dans les veines du
bas-ventre; ces veines se trouvent alors énormément
distendues, et la rate, qui semble être, en outre de
ses autres fonctions, un réservoir de sûreté, un
vrai déversoir des veines portiques, partage cette
distension.

Il ne faut donc pas être surpris si toutes les
maladies un peu graves, même les inflammations
vraies, commencent si souventt par un frisson;
l'interception momentanée du fluide nerveux et la
soustraction du sang en sont la cause. C'est cette
soustraction soudaine du sang artériel par les
veines portiques qui produit, dans certains cas
graves, une pâleur soudaine, les tremblements, les
faiblesses et quelquefois la mort. C'est ainsi que l'on
meurt de joie ou de frayeur, c'est ainsi que l'on
succombe dans les grandes opérations de chirurgie,
dans le froid des fièvres quartes, dans les fièvres
dites algides, dans le choléra asiatique et dans
certains empoisonnements.

Que font découvrir les nécropsies des sujets qui
ont péri de cette manière? Rien, si ce n'est une
accumulation considérable de sang dans les veines
du bas-ventre.

III.

En traitant des symptômes caractéristiques du choléra, Broussais dit, page 29 : « ceux qui sont mé-« decins disent qu'ils ont conscience que tout leur « sang se porte dans l'intérieur du ventre. Ce sont « leurs expressions. »

C'est effectivement ce qui a lieu dans le choléra et ce qui explique la plupart des symptômes formidables résultant de l'interruption du contact du sang artériel sur les nerfs.

Je sais très-bien que tout ce que je puis dire présentement est parfaitement inutile, et pourtant je ne puis m'empêcher de le dire dans l'intérêt de la science, que j'ai à cœur de relever à mes propres yeux et dans l'opinion des philosophes. La secte empirique, qui fait encore la loi, au grand détriment de la science, s'embarrasse fort peu de tous les raisonnements qu'elle traite de subtilités et d'arguties ; uniquement occupée de son problème, elle ne permet aucune observaion et ne supporte aucune contradiction : une maladie étant donnée, en trouver le remède. Le but de la médecine n'est-il donc pas de guérir sûrement et promptement?

Est-ce le raisonnement qui a fait découvrir les

propriétés de l'opium, du mercure, du quinquina ?
Non, mais il a servi à vulgariser et à déterminer
l'emploi de ces remèdes.

Ce n'est pas le raisonnement non plus qui a découvert le télescope, mais l'astronomie s'est servie
avec grand avantage de cet instrument pour étendre
son domaine en faisant des observations qui ont
changé la face de cette science ; il faut de même, en
médecine, faire servir au perfectionnement de la
science les remèdes que le hazard nous procure et
les symptômes nouveaux que nous offre la clinique.
Quant à l'avantage de guérir sûrement et promptement, nous pensons comme nos antagonistes ; nous
ne discutons que sur l'efficacité de leur méthode.

Une maladie donnée, à quelques exceptions près,
est composée de symptômes qui n'ont le plus souvent entre eux que des liaisons accidentelles : c'est
un vrai Protée qui change de forme à chaque instant
et qui échappe au moment où on croit le saisir ; à
chaque coup il faut jeter les dés, souvent même
plusieurs fois dans la même partie ; mais, par une
faveur toute particulière, ces joueurs, que rien ne
rebute, se montrent, au contraire de tous les autres,
toujours satisfaits de la fortune.

Les empiriques possèdent un remède pour toute
maladie ; on pourrait même, sans exagération, dire
pour chaque symptôme ; l'appliquant avec une assu-

rance que rien ne peut déconcerter, ils sont donc fort étonnés lorsqu'ils rencontrent en leur chemin de ces praticiens timides que l'on appelle expectants et qui n'osent presque toucher à cette mécanique dérangée. Ils leur demandent pourquoi, exerçant publiquement l'art de guérir et payant patente pour cet exercice, comme tous les autres médecins français, ils viennent ainsi se croiser les bras auprès du lit des malades. Les praticiens dont je viens de parler répondent qu'à l'exemple de leur maître, le grand Hippocrate, ils attendent l'apparition d'une plus grande lumière, craignant d'entraver, par une intervention maladroite, les procédés réparateurs ménagés par l'architecte dans l'intérieur de l'organisme, mais redoutant plus encore les reproches d'une conscience facilement alarmée. Ils ajoutent que, dans les maladies aigües, où les erreurs sont si promptement funestes, ils ont trouvé, en fin de compte, que leurs succès étaient au moins égaux à ceux des plus audacieux empiriques.

Si on me reprochait de m'écarter trop souvent de mon thème, qui est l'explication et la cure du choléra, je donnerais pour excuse que mon esprit est péniblement affecté du misérable état de la science médicale.

Cet essai, dans lequel je me propose d'expliquer la nature du choléra, m'a paru une occasion favorable de remettre une troisième fois sous les yeux du public médical ma théorie de l'*antagonisme* et de la *pondération*, et je le ferai d'autant plus à-propos que l'explication des symptômes cholériques en fortifie la théorie.

Cette conception me semblait mériter un accueil un peu plus favorable; mais il y aurait de l'indiscrétion à demander un instant d'attention à des personnes si occupées et si préoccupées de leurs propres idées.

IV.

Le mot seul de pondération renferme un système tout entier; la pondération implique le réglement de la mécanique animale; elle comprend la détermination des forces proportionnelles qui doivent nécessairement être opposées dans toute machine, pour produire une action régulière en rapport avec le but de l'invention.

Tous les dérangements proviennent primitivement de l'altération de cette pondération.

Cette altération est déterminée par l'irritation directe ou indirecte; indirecte, lorsqu'elle résulte de la suspension du système antagoniste qui ne contrebalance nécessairement plus celui qui est surexcité.

L'irritation consiste dans une exagération plus ou moins vive de l'excitation naturelle ou normale.

Les nerfs et les vaisseaux, pris ensemble, peuvent être considérés comme divisés en deux grands systèmes, et ceux-ci en plusieurs appareils distincts qui agissent, les uns dans le même sens que leur système principal, les autres dans un sens opposé. Le premier de ces systèmes est destiné à apporter, à disposer les matériaux, enfin à *composer;* le second, à les séparer, à éliminer les parties inutiles, usées, et, par contre, à *décomposer.*

Les molécules qui forment les corps mobiles des animaux sont dans un mouvement incessant de composition et de décomposition résultant du jeu de ces deux systèmes et de celui des appareils dont je viens de parler. La proportion et la durée de ces deux actions se balancent alternativement ou simultanément, et d'une manière graduelle, en deux sens contraires, pendant tout le cours de la vie qui n'est elle-même que le temps que ces deux ressorts opposés mettent à se développer.

Le premier système, ou le composant, comprend l'estomac, les intestins et leurs annexes, les poumons, le cœur, les artères et les vaisseaux afférents à ce système. Les organes excréteurs, les veines portiques, le foie, la rate et les lymphatiques de leur dépendance constituent le système décomposant.

Ces deux grands systèmes de composition et de décomposition, fonctionnant incessamment en sens contraire, sont nécessairement dans un état constant et régulier d'antagonisme, l'un modérant l'autre alternativement : c'est en cela que consiste la pondération. Si, par exemple, le poumon, dans son jeu, ajoute au sang certains principes excitants, nécessaires, dans une certaine proportion, au mouvement régulier de la machine, le foie et la rate soustraient l'excédant de ces principes qui, sans cette précaution, pourraient devenir, sous l'influence d'un certain régime, une cause de dérangement quotidien. Les veines portiques, qui peuvent être considérées comme un modérateur, font affluer, par leur aspiration, une quantité déterminée de sang vers ces énormes viscères dont l'action décomposante maintient les proportions convenables dans la composition ou la crâse du sang. Je ne puis dire si c'est en faisant de la bile et du sucre que le foie dépouille le sang de ces principes excédants, ou si le simple contact des veines portiques et de la rate en particulier suffit à cette opération ; mais je juge par les phénomènes et surtout par les symptômes que les choses doivent se passer ainsi. Si, dans l'état normal, les actions et les réactions que développent l'un et l'autre de ces systèmes passent inaperçues, tant que la pondération se maintient et que tout va dans l'ordre, elles se montrent à découvert lorsque les fonctions du poumon, du foie et de la rate ne se contrebalancent plus. Si c'est la fonction pulmonaire qui prédomine, il y a dans le sang excès de plasticité; si c'est le système portique, il y a tendance à la dissolution.

C'est de l'activité relative de ces deux fonctions que résulte la différence la plus remarquable dans les corps humains. Quand la prédominance de l'une des deux existe à un degré encore compatible avec la santé, c'est ce qu'on appelle tempérament, c'est-à-dire une déviation plus ou moins sensible d'un type idéal, lequel ne peut être que l'exacte pondération de tous les systèmes de nerfs, de vaisseaux et d'organes; mais quand la pondération est altérée de manière à troubler l'ordre habituel des fonctions antagonistes, la différence des symptômes devient plus apparente. Cette différence a été remarquée par tous les médecins; c'est pour l'expliquer qu'ont été imaginés tous les systèmes et toutes les doctrines qui ont eu, en médecine, un cours plus ou moins long.

Je citerai les fièvres inflammatoires et putrides, la sthénie et l'asthénie de Brown; l'irritation et l'abirritation de Broussais. J'ai déjà expliqué, dans ma doctrine des fièvres, le vice de ces deux théories; j'ai dit qu'on ne pouvait admettre, en bonne logique, ces idées de force et de faiblesse absolues dans une machine nécessairement pondérée.

La force ou la faiblesse, dans cette supposition, ne pouvait être que relative; de plus, les faits se trouvaient en opposition avec la théorie, puisqu'on observait, dans la faiblesse, des mouvements également excessifs, ce qui s'accordait fort mal avec les idées généralement admises sur la force et la faiblesse.

La machine de Broussais, étant d'une seule pièce et n'allant ostensiblement que dans un sens, ne pouvait produire dans ses excès que des symptômes d'une même espèce; c'est pourquoi l'auteur ne voyait et ne pouvait voir partout qu'inflammation. La sédation et l'irritation existaient toujours nécessairement l'une après l'autre dans ce système unique, tandis que nous soutenons qu'on doit toujours les concevoir l'une contre l'autre. Lorsque, dans l'un ou l'autre des deux systèmes de nerfs, de vaisseaux et d'organes antagonistes, les forces vitales sont surmontées par les forces physiques ou chimiques, et que l'un des systèmes est entraîné par l'irritation à des mouvements exagérés, le système opposé, ne réagissant plus au degré convenable ou suspendant ses mouvements, laisse au premier le moyen ou la liberté de se développer jusqu'à l'épuisement de son excitabilité. Si la machine n'est pas disloquée par ce premier effort, l'antagoniste reprendra le dessus et réparera le désordre ; ils pourront alors se retrouver au même niveau, et la pondération se rétablira. C'est ainsi que les dérangements se réparent, ou, comme on dit, que les maladies se guérissent naturelle-ment, si toutefois, pendant la durée du trouble, il ne s'est pas produit dans quelque organe des obstacles invincibles au jeu de la machine.

Les systèmes désaccordés ont souvent bien de la peine à regagner le niveau normal ; le système mo-mentanément comprimé réagit souvent à son tour avec une violence qui devient une nouvelle cause de trouble et de danger en sens contraire, et ce n'est souvent qu'après une suite de perturbations alter-natives que la pondération se rétablit définitivement dans l'épuisement total des forces motrices. C'est ainsi que je m'explique les causes des dérangements de la santé, les péripéties observées dans un grand nombre de maladies et les causes de rétablissement. Les choses ainsi conçues, on comprend assez facile-ment comment on peut guérir des maladies par des moyens qui, suivant nos idées actuelles, paraissent opposés. On peut guérir ces maladies ou par sédation directe sur le système irrité, ou bien par contre-irritation (1) sur le système enrayé ou affaibli.

(1) Doctrine du *contra-stimulus*, qui doit être entendue dans ce sens.

La pondération peut être rétablie par l'un ou l'autre de ces moyens; il suffit de bien choisir les agents spécifiques qui peuvent produire ces effets et de savoir dans quelle proportion on doit les employer pour rétablir le niveau.

On conçoit combien il importerait de connaître exactement les vrais spécifiques et de pouvoir les appliquer dans toute leur pureté (1). Je ne prétends pas dire qu'il soit indifférent, dans tous les cas donnés, de procéder de l'une ou de l'autre manière; je suis persuadé, au contraire, que, dans toute position, il y a une façon d'agir préférable à toute autre, suivant que les parties sont disposées à céder ou à résister d'un côté ou de l'autre. Mon unique dessein, dans ce moment, est de faire bien comprendre la possibilité de guérir les maladies par des médicaments ou des méthodes qui paraissent opposés, et de faire ainsi tourner au profit de l'art et surtout à l'honneur de la science des évènements qui jettent le doute et le découragement dans les meilleurs esprits, et qui ont toujours fourni aux détracteurs de la médecine leurs traits les plus acérés.

S'il est vrai qu'on peut, en certains cas, guérir les maladies en modifiant, en sens inverse, des systèmes de nerfs et de vaisseaux opposés, j'en infère que, dans les maladies graves, où il importe de

(1) C'est une nouvelle étude à faire.

déployer promptement toutes les forces de la thérapeutique, il convient d'agir à la fois en sens contraire
sur les deux systèmes opposés, lorsqu'on peut le
faire avec sûreté, c'est-à-dire par sédation sur le
système irrité, par excitation sur celui qui est tombé
dans l'atonie.

Voilà donc ce que conseille la théorie. Si mainte-
nant on consulte les fastes de l'art, on reconnaîtra
que cette double médication a été pratiquée de tout
temps par les meilleurs médecins et qu'elle se fait
encore tous les jours avec avantage, soit par un traitement composé, soit par des remèdes qui, comme
l'opium et le quinquina, possèdent des vertus opposées. Si l'empiriste dans l'embarras excite à tout
hasard des perturbations, aux risque et péril des
malades, un sage médecin met à profit les évènements et en recherche la cause.

Les réformateurs ont beaucoup crié contre certaines formules de médicaments qu'ils appelaient
informes; cette médication n'était cependant pas
aussi ridicule qu'ils le prétendaient. Si les anciens
étaient tombés dans un excès, les nouveaux simpli-
ficateurs n'en n'ont pas évité un autre et se sont
volontairement privés de moyens puissants. C'est
qu'ils étaient prévenus de l'idée que la nature faisait
tout avec simplicité; ils croyaient ne pouvoir rien
faire de mieux que d'imiter la nature.

V.

Il me semble que, du point de vue où nous avons placé le spectateur, il découvre plus distinctement le domaine de la médecine et l'étendue de son pouvoir.

La puissance de la médecine est incontestable, mais elle est limitée ; la raison le dit et l'expérience le prouve suffisamment. Condorcet semblait espérer qu'elle pourrait un jour prolonger indéfiniment la vie des hommes. Un aussi grand malheur n'est point à craindre : l'effet des forces destructives est assuré contre tous les efforts des arts humains, et la Providence a toujours des fléaux en réserve pour maintenir les proportions qu'elle a établies. C'est l'image d'un de ces combats des géants contre les Dieux : l'issue en est toujours funeste pour les premiers, mais la lutte n'est pas sans quelque gloire.

On accuse impitoyablement la médecine de tous les évènements malheureux où elle intervient ; on ne veut pas admettre qu'elle ne peut que venir en aide aux forces vitales (1), mais que les secours qu'elle

(1) La force vitale ne consiste pas uniquement dans l'énergie du moteur, ainsi que je l'ai déjà exprimé, mais aussi dans la composition intégrale de la machine, dans

donne sont impuissants si ces forces sont par trop épuisées ou si le choc a été trop violent. La défense alors n'est plus au niveau de l'attaque. Les corps humains se détériorent sous l'influence de tant de causes diverses, les rejetons de ces corps dégradés naissent eux-mêmes si détériorés que M. Récamier comparait ces individus à des habits d'arlequin. Je les compare à des machines dont les pièces manquent de consistance ou dont les appareils sont mal agencés, et, par suite, les forces mal pondérées ; le moindre choc les dérange. Les pièces principales étant incapables de soutenir des efforts que tant de circonstances rendent nécessaires, les sujets dont je viens de parler sont dévoués à une mort prématurée, soit à une époque déterminée par la révolution des âges, soit à la suite de certains accidents presqu'inévitables chez les habitants de notre planète. C'est en vain qu'ils en appellent à la médecine, l'arrêt est le plus souvent irrévocable; d'autres fois, les secours qui eussent été profitables sont réclamés trop tard. Cette observation compte au nombre des plus anciennes *(principiis obsta...)*; malheureusement cet adage si souvent répété, si sou-

---

l'agencement des divers systèmes ou appareils et leur juste pondération ; c'est une idée pure de l'entendement, et on comprend pourquoi elle ne peut être entière ni parfaitement nette.

vent confirmé, est encore plus souvent mis en oubli.

La rapidité des mouvements désorganisateurs acquiert de nouvelles forces en allant : semblable à la chute des graves dans l'espace, l'effet ajoute incessamment à l'intensité de la cause. Cet entraînement irrésistible se fait sentir dans un grand nombre de maladies, mais il n'a lieu dans aucune d'une manière aussi effrayante, par sa rapidité, que dans le choléra asiatique déjà parvenu à un certain degré. Ce fut un spectacle saisissant et en même temps d'un haut enseignement que celui qu'offrirent en France les débuts de l'affection cholérique. La doctrine physiologique était encore à son apogée ; cependant, malgré les belles leçons que le médecin du Val-de-Grâce prétendit donner à l'Académie, malgré les éclatants succès qu'il affirmait obtenir par la saignée, les sangsues et l'eau de gomme, il ne persuada à personne, ses adeptes exceptés, que le choléra fût dans son début une inflammation véritable.

Les symptômes de la maladie nouvelle se présentaient effectivement dans une opposition tellement frappante avec ceux que nous reconnaissons pour inflammatoires qu'il était impossible de consentir à l'identité de leurs causes. — Les physiologistes, me dira-t-on, ne guérissaient-ils pas leurs malades aussi bien que les autres ? — Assurément, si on veut faire entendre qu'ils ne les guérissaient pas du tout. Il en est de ces guérisons comme de tant d'autres analogues : les malades guérissent ou succombent, le plus souvent en raison du degré de leur vitalité personnelle, et cependant les médecins s'empressent d'inscrire au profit de leur médication favorite tous les évènements heureux. Mais, hélas ! le vent change et les revers font place aux succès. Je suis intimement persuadé que c'est la venue en France du choléra asiatique qui a tué la doctrine physiologique, ou, pour parler plus catégoriquement, la doctrine qui présentait l'inflammation comme cause unique des maladies ; il l'a tuée en prouvant de nouveau, et d'une manière irréfragable, que le système de la grande circulation, aussi bien que celui du réseau capillaire, peut être troublé en deux sens tout-à-fait opposés et non dans un seul, comme il semble résulter de cette doctrine.

En voyant dans le choléra le cœur et les artères précipiter leurs mouvements au fur et à mesure que le sang leur était enlevé par l'exaltation de l'action dérivante des veines portiques, en voyant le sang resté dans les veines de la superficie, sans qu'il pût se dégorger, affecter un mouvement antipéristatique qui produisait la cyanose, il devenait évident que l'irritation, bien qu'identique dans l'abstrait, produisait des effets différents ou opposés, en raison de la spécialité des systèmes de nerfs et de vaisseaux qu'elle surexcitait. La force impulsive du cœur était évidemment surmontée par une autre force qui la dominait accidentellement et qui détournait le sang de son cours ordinaire.

Excès de la force absorbante sur la foulante, voilà ce qu'il y a de vraiment essentiel, ou du moins de plus essentiel à considérer dans le trouble de la grande circulation, ou, autrement dit, dans la fièvre; c'est de là que se tirent des indications différentes et quelquefois opposées. L'essence de la fièvre consiste dans le trouble même de la fonction circulatoire, et l'espèce de fièvre est déterminée par la prédominance du système artériel sur le système veineux, et réciproquement. Le cœur est une double pompe foulante et aspirante, le ventricule droit et l'oreillette de ce côté aspirent le sang qui revient des veines caves, tandis que le ventricule gauche aspire celui des veines pulmonaires; or un examen attentif de la structure des ventricules donne la raison de ce double effet. La contraction n'a pas plutôt expulsé le sang des ventricules et des oreillettes que les fibres se redressent immédiatement et qu'il se forme nécessairement un vide où le sang se précipite avec plus ou moins de vivacité. S'il n'en était pas ainsi, quelques bulles d'air introduites dans les veines n'arrêteraient pas le mouvement du cœur.

Les capillaires se trouvent donc naturellement aussi partagés en deux séries; l'une foulante ou artérielle, l'autre aspirante ou veineuse. Les contractions alternatives et insensibles de ces petits vaisseaux conspirent dans les deux sens avec les forces qui partent du cœur; le sang passe imperceptiblement d'une série dans l'autre, de l'impulsion à l'aspiration. La limite où cesse l'action impulsive et où commence l'aspiration est nécessairement incertaine et variable chez les sujets différents et aux diverses époques du jour et de l'existence, ainsi qu'on peut en juger par l'état du pouls et par plusieurs autres signes bien connus des médecins. Cependant cette espèce d'équilibre entre les forces dont nous parlons a une limite au-delà de laquelle la pondération est décidément rompue, et où le désordre commence; j'infère de là que l'altération de la pondération est le principe de presque toutes les maladies. Partout où on observe un mouvement régulier, un rythme déterminé, on peut être assuré qu'il est établi sur un calcul de proportion entre deux forces opposées. Si on s'enquiert de la nature de ces forces dans les corps vivants, on dit qu'elles résultent de l'excitation; mais si on demande encore en quoi consistent l'excitation et l'irritation qui en est l'exagération, la réponse devient plus difficile.

VI.

Cependant l'application d'un moteur au mécanisme animal peut être considérée comme une invention de premier ordre. En quoi consiste cette invention? Ce que l'on peut supposer de plus vraisemblable, ce me semble, dans l'état actuel des sciences, c'est que l'impulsion première résulte d'un procédé électriforme, dont la substance nerveuse, d'un côté, et certaines molécules de sang, de l'autre, fournissent les éléments. La manière constante dont les nerfs et les vaisseaux sanguins se suivent jusque dans leurs ramifications les plus déliées a toujours fait penser que leur concours était nécessaire pour une opération capitale, et la preuve en est acquise par ce qui arrive lorsque l'un vient à manquer à l'autre, même pendant un temps assez court; il en est à peu près comme du feu et de l'eau dans la production de la vapeur.

Je vois distinctement que la fibre contractile est l'instrument immédiat des mouvements vasculaires, mais un fluide électriforme en est le moteur. La fibre contractile, employée à tant d'usages divers dans le mécanisme animal, est composée de molécules éminemment élastiques, susceptibles d'être étirées et rapprochées. Avant d'être mises en œuvre, les fibres sont toujours dans un état permanent d'extension ; elles sont toujours tendues, avant l'action, entre deux points qu'elles sont destinées à rapprocher ; aussi n'agissent-elles dans les vaisseaux que quand ces canaux sont distendus par du sang, des humeurs ou des gaz ; c'est une condition *sine quâ non* de leur contraction. Cette disposition ne me semble pas avoir été convenablement appréciée par les physiologistes qui ont soutenu que la circulation du sang s'opère uniquement par les forces impulsives du cœur. Nous pensons, quant à nous, que tous les vaisseaux, grands et petits, concourent avec le cœur à cette grande opération. Un des éléments du fluide moteur est soutiré plus ou moins activement à la pulpe nerveuse qui, probablement, le distille, tandis que l'autre se dégage de certaines molécules métallisées du sang. On suppose que l'attraction de ces éléments est réciproque et incessante, mais que leur union ou recomposition ne peut s'opérer qu'aux pôles ou aux extrémités des nerfs et des vaisseaux, là où les membranes isolantes deviennent d'une telle ténuité qu'elles cessent de faire obstacle. La réunion s'opère nécessairement à travers la tunique fibreuse, au fur et à mesure que les globules du sang s'engagent dans les tuyaux capillaires ; la fibre se contracte instantanément sous cette impression igniforme, poussant toujours le sang ou les humeurs dans le sens qui offre le moins de résistance. C'est ce fluide ainsi régénéré sur une infinité de points qui se répand dans tout le corps sous forme de calorique et d'électricité animale, pour servir encore à d'autres usages.

Il est fort possible que le procédé naturel ne soit pas tout à fait conforme à cette explication, mais ce doit être quelque chose d'analogue ou de semblable. Mon but est seulement de donner une idée d'un premier moteur dont la forme véritable n'intéresse que médiocrement mon principal dessein. En effet, quel que soit le principe moteur et calorigène, il en existe un, susceptible d'être augmenté ou diminué; cela suffit. Si les substances dites simplement excitantes contiennent un des éléments de ce fluide dans des proportions calculées et appropriées à un rhythme que nous appelons naturel, les substances irritantes sont chargées en plus de ce même principe et sollicitent l'élément nerveux avec une puissance proportionnelle à leur degré d'activité : les courants deviennent alors plus rapides de ce côté et diminuent tellement sur d'autres points que souvent les organes essentiels à la vie sont privés plus ou moins promptement des forces nécessaires à leur action. C'est ainsi que je conçois l'altération de la pondération comme cause première de presque toutes les maladies. *Les irritations sont spéciales, ainsi que les excitations,* ce qui rend impossibles, comme je l'ai déjà dit, les affections générales ; mais le raisonnement prévaut difficilement contre la routine et contre des préjugés enracinés. Si on objecte qu'une exactitude aussi minutieuse est inutile en médecine, qu'en disant *général,* par opposition à *local,* chacun entend fort bien ce qu'on veut dire, je soutiens, au contraire, qu'on s'entend très-mal, et que cette expression d'*affection générale* donne une idée absolument fausse de ce qui se passe dans l'économie ànimale et devrait être abandonnée comme opposée à la raison.

La circulation du sang s'accomplit par le moyen de deux grands systèmes, l'un artériel et l'autre veineux, foulant et aspirant, ainsi que nous l'avons expliqué ; le dernier, le veineux, s'arc-boute en outre avec un troisième, dit de la veine porte. Ce système portique est un ajoutage de la plus haute importance sous le rapport de la crâse et de la quantité du sang, ainsi qu'il est reconnu depuis longtemps ; cet appareil de dérivation influe puissamment sur les mouvements de la grande circulation et sur la composition du sang. L'excès ou la diminution de son action jette un grand trouble dans l'organisme ; trop violent, il absorbe le sang des grandes veines et diminue proportionnellement les forces du cœur, comme le fait la saignée; trop faible ou momentanément suspendu, il produit un effet contraire. C'est l'observation de ces symptômes qui a fait diviser les troubles de la grande circulation en deux espèces principales, sous les noms de fièvre inflammatoire et de putride, de sthénique et d'asthénique, etc.

Les symptômes distinctifs de ces deux espèces de fièvre sont bien tranchés dans leurs excès ; mais, dans les cas moyens, lorsque la réaction est égale ou supérieure à l'action, on peut se tromper facilement, et je crois qu'on se trompe souvent. C'est ici le triomphe de l'expectation : *dans le doute*, *abstiens-toi* ; mais les esprits inquiets et ardents ont peine à goûter cette maxime. Si l'essence de la fièvre est conçue sous la forme d'un désaccord complet entre les deux grands systèmes qui se partagent la circulation du sang, c'est évidemment une idée abstraite, une conception de l'entendement, et, quelle que soit aujourd'hui la défaveur de ces sortes d'idées parmi les médecins, il n'en est pas moins incontestable que la science médicale, ainsi que toutes les sciences en général, ne peuvent être fondées que sur de pareilles idées.

Si la fièvre consiste dans le désaccord des deux grands systèmes artériel et veineux, foulant et aspirant, dont les actions combinées opèrent la circulation du sang, l'inflammation résulte d'un désaccord, partiel ou local, entre une ou plusieurs branches capillaires de ces mêmes systèmes foulants et absorbants ; la cause du dérangement est la même et n'est autre chose que le désaccord d'une des deux séries opposées ; mais la limite plus resserrée dans laquelle se passe l'action inflammatoire donne aux symptômes une plus grande intensité. On ne peut concevoir l'accélération du mouvement du sang dans une branche ou portion d'une branche capillaire comme isolée au milieu du système entier dont le rythme n'est pas changé à une certaine distance, soit au-dessus, soit au-dessous, car qui dit local dit cela, sans se représenter comme une conséquence forcée cette série de symptômes que nous appelons inflammatoires, tumeur, rougeur, chaleur et douleur. Le sang venant d'*amont* ou du point irrité, avec une vitesse accélérée, ne peut déboucher en *aval* dans des branches qui ne partagent pas le même mouvement ; il y a obstruction, le liquide fera éclater ses canaux, ainsi qu'il arrive souvent, ou forcera l'entrée de vaisseaux où il ne pénètre pas ordinairement avec tous ses globules. Ce n'est vraiment pas par erreur de lieu que le sang enfile ces canaux et les dilate, c'est par violence et nécessité ; ces symptômes de l'inflammation ressortent inévitablement de l'irritation partielle et locale ; ce sont des effets, des résultats, et non pas des éléments, comme le prétend une certaine école qui me semble faire un étrange abus de l'analyse. On ne peut pas dire avec justesse : l'élément tumeur, douleur, chaleur, etc. (1)

Il nous paraît résulter des considérations précédentes que, si la fièvre pouvait être comparée à un grand fleuve roulant ses eaux avec plus d'abondance et d'impétuosité que de coutume, l'inflammation serait représentée par un torrent grossi par l'orage ; trouvant à son embouchure dans la masse tranquille du fleuve un obstacle qu'il ne peut vaincre, il est refoulé vers sa source et inonde au loin ses rivages.

VII.

Vous avez pris, me dira-t-on, un détour assez long pour arriver au choléra. Cela est vrai ; mais ces préliminaires m'ont paru absolument nécessaires pour

(1) Galien considérait la chaleur non naturelle comme la cause de la fièvre ; beaucoup d'autres après lui ont soutenu la même thèse sans le citer ; cependant, comme la chaleur naturelle résulte d'un procédé évidemment organique, l'excès de chaleur doit être attribué à l'exaltation du procédé. Le développement de la chaleur tient à une opération compliquée où l'air atmosphérique intervient toujours.

faire mieux comprendre ma théorie. Ce n'est pas seulement du choléra qu'il s'agit ici, mais de la médecine tout entière, ou du moins de la classe si nombreuse des maladies qui résultent du désaccord dans le rythme des vaisseaux. Je n'ai pas touché aux fonctions spéciales des organes et des viscères, du cerveau particulièrement, où la présence d'une substance nouvelle donne naturellement lieu à des phénomènes d'un autre ordre. La sensibilité, la spontanéité, l'entendement n'ont avec la dynamique qu'un rapport indirect; aussi la machine humaine, considérée dans son ensemble, paraît-elle un ouvrage prodigieux, (*stupendous*), dont le but et les moyens d'exécution nous tiendront longtemps encore en admiration.

J'ai pensé cependant qu'il était possible de donner une théorie des fièvres, ou, en d'autres termes, d'expliquer les causes des troubles divers de la grande circulation. J'espère que des esprits plus puissants que le mien feront le reste et relèveront entièrement la médecine de l'état d'abaissement où l'ont mise des hommes dépourvus de toute philosophie médicale. Les empiriques entretiennent à dessein un préjugé fatal à toute tentative théorique; le mot seul de système les épouvante. Ne dirait-on pas, à voir leur mine effrayée, qu'ils ont marché sur un serpent? Ils déplorent le sort de l'humanité qu'ils

voient avec douleur compromis par l'esprit systématique, tandis qu'eux-mêmes, sans remords et sans
pitié, ainsi qu'on le leur a souvent reproché, mettent
à chaque instant des remèdes qu'ils connaissent
imparfaitement dans un corps qu'ils connaissent
encore moins. Ils affirment, il est vrai, qu'ils ne font
jamais d'essais que sur des âmes de peu de valeur.
Je maintiens, au contraire, que leur pratique tout
entière, à quelques rares exceptions près, n'est, à
vraiment dire, qu'une suite d'essais qui se font sur
des âmes de tout prix, lesquelles s'en trouvent bien
ou mal, suivant la chance du jeu. Les calculs statis-
tiques ne donnent aucune certitude, par la raison
que si tous les cas ne sont pas absolument parti-
culiers, il y a du particulier dans tous les cas, ce
qui explique la cause de tant de revers ou de succès
imprévus.

Vous croyez, dira-t-on, que l'esprit humain, par
la seule force du raisonnement ou de l'inspiration,
peut s'élever à la connaissance du mécanisme animal, déduire *à priori* tous les effets qui ressortent
de cette composition, et, par contre, expliquer les
perturbations qui résultent du conflit des forces
opposées et les dérangements qui en sont la suite?
Oui, je le crois jusqu'à un certain point, surtout en
ce qui concerne plusieurs parties dont le jeu est
plus découvert. L'imagination est la véritable source

de toutes les inventions, la mère véritable des sciences. Il faut, je le sais, que cette faculté divine puisse disposer des matériaux nécessaires à ses constructions; car, vouloir inventer le jeu et les instruments, comme fit Descartes pour les passions, c'est de la part d'un esprit humain une témérité rarement couronnée de succès; mais il restera toujours à expliquer la raison de la spécificité des modificateurs sur telle ou telle portion de nerfs et de vaisseaux? Nous le ferons aussitôt que les chimistes nous auront donné la raison de l'électivité des attractions. Je ne puis donc concevoir une science médicale que dans le sens que j'ai déterminé, je veux dire dans la connaissance du jeu du mécanisme, qui seule peut jeter une grande lumière sur la cause des dérangements et sur les moyens d'y remédier. Je me suis avancé sur cette voie autant que mon expérience et mes forces me l'ont permis, avec l'espoir que d'autres iront plus loin. Que ne doit-on pas, en effet, attendre de ces esprits d'élite réunis dans la plupart des capitales, sous le nom d'Académies des Sciences, lorsqu'ils voudront enfin s'occuper de sciences?

VIII.

Mais je reviens enfin à mon sujet, qui est l'exposition et l'explication des symptômes qui constituent le choléra asiatique ; j'ai choisi ce sujet, non pas tant, peut-être, à raison de son importance et de son actualité, que parce qu'il donne à la théorie de l'antagonisme et de la pondération, que j'ai à cœur de faire prévaloir, un plus haut degré de certitude. Le choléra asiatique a mis accidentellement sous les yeux des médecins un de ces phénomènes formidables, l'arrêt de la circulation du sang, qui, en frappant fortement les sens, sont faits pour surexciter l'imagination.

Si on voulait prendre la peine de lire ou de relire ma dissertation sur l'existence des fièvres essentielles (1), on reconnaîtrait que, bien longtemps avant l'apparition du choléra en Europe, j'avais pressenti la nécessité d'admettre ces idées d'antagonisme et de pondération pour expliquer les phénomènes et les dérangements du mécanisme animal.

M'étant trouvé pendant deux ans chargé du service de deux grands hôpitaux, dans un temps et dans

______

(1) Pages 85, 84.

un pays où les fièvres intermittentes régnèrent épidémiquement et décimèrent notre armée, j'eus une occasion, peut-être unique, d'observer la succession de tous les types de ces sortes de fièvres et de constater qu'au fur et mesure que l'irritation gastro-intestinale augmentait et que les forces du cœur s'épuisaient, l'intervalle entre les accès diminuait, le sang se tarissait au point qu'on n'en trouvait plus dans le cadavre (2). Ces phénomènes me donnèrent à réfléchir; aussi le spectacle du choléra asiatique fit sur mon esprit une impression vive et profonde; je me sentis comme éclairé par une lumière soudaine, et la cause d'une multitude de phénomènes, entourée jusqu'alors d'obscurité, se dessina en traits plus distincts. Je conçus que le système portique qui, dans l'état normal, n'est qu'un modérateur de la force motrice, devenait tellement dominant par l'irritation qu'il anéantissait, plus ou moins promptement, le mouvement du cœur par la soustraction et la décomposition du sang. Je compris aussi par déduction comment l'architecte, au moyen de cette invention, a pu limiter avec tant de précision la durée de tous les êtres qui végètent et qui vivent sur notre planète.

La phase algide des fièvres intermittentes et celle

(2) Voir ma doctrine des fièvres, page 42.

du choléra asiatique résultent d'une même cause, la prédominance accidentelle des veines portiques, et la diminution des forces centrales ; ainsi la cause est complexe.

C'est ainsi, ou par cette raison, que les personnes débilitées par l'âge ou par tout autre cause meurent quelquefois dans le froid de la fièvre quarte, dans certaines fièvres dites algides, dans les joies et les craintes excessives..... Le drame se termine souvent à cette première scène. D'un côté, l'excitation trop élevée altère inévitablement la pondération d'une manière directe ; de l'autre, le défaut d'excitation convenable sur un système donne la supériorité à l'antagoniste et devient ainsi la cause d'un trouble que j'appelle indirect ; c'est une conséquence nécessaire de la pondération.

Lorsque l'irritation est excessive, comme dans certains cas de choléra, le mouvement d'absorption du sang est tellement rapide que l'effet en est semblable à celui que déterminerait un *égorgement ;* on voit très-clairement alors que la cause de ces accidents graves et si souvent mortels est double, ainsi que je viens de le dire. L'irritation intestinale était modérée, le malade soutenait assez bien les évacuations ; il fait un petit excès, n'importe en quel genre, qui diminue l'énergie du mouvement central, aussitôt le *raptus* du sang a lieu et le sujet tombe. Cette soustraction plus ou moins rapide du sang en circulation explique suffisamment tous les symptômes, observés par les praticiens dans la phase algide de l'effrayante maladie dont il s'agit : l'extinction du pouls, le froid glacial du dehors, la chaleur brûlante du bas-ventre, la pâleur, l'affaissement du tissu cellulaire, l'impuissance musculaire, les crampes, les agitations, les convulsions, comme chez les animaux qu'on égorge.

La soustraction du sang artériel explique suffisamment aussi la diminution et la suspension du mouvement dans tous les organes et les viscères qui agissent sur ce sang et par ce sang : la respiration, la calorification, la sécrétion urinaire.

Les symptômes de la première phase du choléra proviennent de l'irritation des membranes intestinales qui rejettent, en premier lieu, des matières assez semblables à la bile.

Mais si le propre d'une irritation modérée est, en premier lieu, d'augmenter la sécrétion, cette irritation, portée à l'excès, intervertit à son tour l'action de tous les tubes fibreux; ils vomissent au lieu d'absorber : c'est par ce renversement qu'ils jettent dans les intestins toute la partie séreuse du sang, quelquefois le sang pur ou mélangé qu'ils puisent dans les grosses veines, et peut-être dans les lactés, ainsi que plusieurs médecins l'ont déjà soupçonné.

J'ai compté la pâleur et l'affaissement du tissu cellulaire au nombre des symptômes de la seconde phase du choléra asiatique; mais il n'en est pas toujours ainsi : la peau prend souvent une couleur pourpre tirant sur le noir.

La raison de ce phénomène, qui n'est pas constant, est qu'au moment du raptus, l'épuisement du sang des veines moyennes n'est pas toujours complet : c'est que ces veines conservent un reste de sang et d'irritabilité, et ce sang, ne pouvant plus déboucher en aval dans les gros troncs, dont le mouvement est éteint, est forcé de rétrograder et d'apparaître sous l'épiderme. Ce même mouvement rétrograde a lieu toutes les fois que les lymphatiques et les vénules aspirantes, se trouvant en proie à une irritation trop violente, ne peuvent déboucher assez promptement dans les grosses veines dont le rhythme n'est plus à l'unisson, comme, par exemple, dans l'érysipèle dite de l'espèce gangréneuse, les vaisseaux lymphatiques et veineux vomissent forcément des sérosités sanguinolentes qui suffoquent les nerfs et produisent la mort de la partie : une irritation violente du tube intestinal donne un exemple de ce renversement.

Mais le sujet, tel que nous l'avons dépeint dans les cas extrêmes, ressuscitera-t-il ou achèvera-t-il de mourir? Quel est le fil qui le retient encore à la vie et au moyen duquel il pourra se sauver? Ce fil est la persistance de l'excitabilité après la cessation, plus ou moins longue, du contact du sang oxygéné sur la pulpe nerveuse; la durée de cet état de vitalité des nerfs est fort variable dans les individus et les races diverses d'animaux.

Lorsque la contractilité se rétablit dans les veines caves, *car c'est toujours par là que le mouvement recommence et peut recommencer*, si le flot de sang a perdu son action sur les fibres du cœur, la mort est totale et définitive; si, au contraire, la crâse du sang ne se trouve pas trop éloignée de sa condition naturelle, le mouvement vital se ranime plus ou moins promptement, plus ou moins régulièrement.

Ce malade, qui a failli mourir par extinction directe, va courir, dans un sens contraire, des chances au moins aussi dangereuses : c'est comme un double empoisonnement. Il ne faut donc plus être surpris si l'épidémie entraîne tant de victimes de l'une ou de l'autre manière. C'est un glaive à deux tranchants. On conçoit, par ce qui précède, que la terminaison de la maladie dépend des dispositions individuelles ou particulières à certains sujets, à certaines populations, en raison des temps, des lieux et de la manière de vivre. C'est ainsi qu'on peut expliquer les succès si divers des praticiens;

les uns sont persuadés qu'ils guérissent tous leurs malades, tandis que d'autres se plaignent de n'éprouver que des revers : nous reviendrons sur ce sujet lorsqu'il s'agira du traitement.

Un symptôme qui manque rarement dans le choléra asiatique, et qui fait, après les crampes, le plus grand tourment des malades, est cette sensation de pression et de chaleur à l'épigastre qui semble les menacer de suffocation. Ils portent incessamment la main en cet endroit, comme pour se débarrasser d'un poids incommode qui les oppresse.

Le mouvement du cœur se trouvant arrêté en premier lieu par l'une des trois causes mentionnées ci-dessus, le sang, qui est tout engouffré dans les veines caves et portiques, ne peut plus déboucher dans l'oreillette droite devenue immobile; une force supérieure à celle qui reste serait nécessaire pour forcer le passage, et justement l'irritabilité de la veine se trouve momentanément éteinte; la veine cave est nécessairement distendue par le sang accumulé, et comprime les plexus nerveux environnants et les filets qui en dérivent. Il est certain qu'il y a là un point d'arrêt qu'il importe de lever pour rétablir la circulation; il s'agit, dans cette circonstance, de relever, par tous les moyens dont la médecine peut disposer, l'irritabilité des fibres de la veine cave.

C'est ici, ce me semble, la place d'une observation propre à jeter un plus grand jour sur le sujet, et à faire entrer le lecteur dans nos idées.

OBSERVATION DONT L'AUTEUR EST LE SUJET.

Le 6 mai de l'année 1843, je me mis en route d'assez grand matin, après un déjeûner frugal, pour visiter un malade à dix kilomètres environ de ma demeure ; la température était basse, et je commençais à souffrir du froid, lorsque, vers la moitié du chemin, j'éprouvai des sensations inquiétantes, un resserrement au cardia, des picotements dans le gosier et des pulsations insolites dans les artères carotides. En descendant de voiture, je tâtai mon pouls, il était éteint. Je voyais fort confusément les objets, mon malade et les personnes qui l'entouraient. Je fis, sous quelque prétexte, un tour dans le jardin, réfléchissant si ce que j'éprouvais n'était pas une menace d'apoplexie ; mes pensées me paraissaient pourtant assez lucides. On me servit un bouillon et un peu de vin, mon pouls se rétablit alors et je revins chez moi sans ressentir aucune incommodité. Les contractions du cœur avaient été arrêtées à peu près deux heures.

Le 26 juillet de la même année, vers dix heures du matin, ayant déjeûné comme à l'ordinaire du café au lait, je m'entretenais tranquillement en ville, par une température de 26 à 27 degrés, avec un autre malade, lorsque j'éprouvai tout-à-coup dans l'estomac un choc qui retentit vers la tête; ma vue s'obscurcit au même instant; je tâtai mon pouls, il était arrêté. Je sortis au même moment et me rendis avec peine chez ma sœur qui demeurait à cent pas environ de la maison où je me trouvais, je me jettai dans un fauteuil, car je ne pouvais plus soutenir ma tête : mes pensées, étaient obscures et peu suivies. Je bus successivement deux verres de liqueur sans me trouver mieux; je m'assurai alors qu'il ne passait pas une goutte de sang ni dans les sousclavières, ni dans les carotides. Ma figure, d'abord fort pâle, devint bientôt bleuâtre, une sueur froide et visqueuse me couvrit le visage, je crus que j'allais mourir.

Cet état dura cinq à six heures. Le pouls ne se rétablit pas tout-à-coup avec régularité comme la première fois; il reprenait par intervalle avec une vitesse extrême, puis s'arrêtait de nouveau, et ainsi de suite à plusieurs reprises, avant d'avoir recouvré son rhythme normal qui est de 70 par minute et d'une régularité parfaite. Je n'éprouvai aucune réaction sensible, je retournai chez moi à pied, à un kilomètre de la ville, me sentant seulement un peu faible et comme fatigué.

Cet accident se renouvela plusieurs fois à des in-

tervalles plus ou moins éloignés, et à des degrés différents d'intensité et de durée. Ayant mangé un soir
du riz au lait, l'accès me prit en me couchant, dura
toute la nuit qui fut très agitée, sans sommeil, et ne
finit que le lendemain matin en avalant une première
cuiller de café.

N'ayant jamais lu ni vu rien de pareil (1), pendant
une fort longue pratique, je mandai à un médecin
de mes amis, M. Beaumont, de Briey, ce qui m'était
arrivé; il vint me voir aussitôt, et le hasard fit
que je lui donnai une scène de cette passion.
M'étant un peu dérangé, à cette occasion, de mon
régime ordinaire, je me levai le lendemain avec la
migraine, à laquelle je suis fort sujet. Dans la ma-
tinée, tandis que nous causions, la migraine se passa
tout-à-coup; m'étant mis à lire à haute voix un article
de journal, je sentis le coup dans l'estomac, l'obscurcissement presqu'instantané de la vue, et l'arrêt
subit du cœur. Je profitai de la présence de mon ami
pour faire explorer l'état du cœur avec le cylindre,
il perçut la sensation d'un faible frémissement,
mais non d'une contraction. Je m'étais déjà bien
assuré dans les accès précédents que pas une goutte
de sang ne passait dans les carotides. En reportant

(1) Lieutaud, dans ses observations sur les palpita-
tions du cœur, ne cite aucun cas d'une suspension aussi
prolongée.

mon cylindre dans une chambre voisine, je tombai dans le corridor comme frappé de la foudre, la tête contre une armoire ; mais la secousse rendit subitement au cœur son mouvement ordinaire, et je me relevai avant qu'on ne fût venu à mon aide; mon pouls battait déjà régulièrement. Si je m'étais tué dans cette chute, on n'aurait pas manqué de dire que j'avais succombé à une attaque d'apoplexie foudroyante; c'était cependant le contraire : ma chute était occasionnée par la soustraction du sang dans le cerveau.

Comme ces accès se sont renouvelés un grand nombre de fois depuis douze ans, j'ai eu tout le loisir d'en examiner minutieusement les circonstances. C'est le plus souvent après avoir mangé, surtout si je fais alors quelqu'effort; c'est d'abord cette sensation particulière et indéfinissable dans l'estomac, *et presqu'en même temps* l'obscurcissement passager de la vue; il y a pourtant un intervalle, une seconde peut-être; je pense que l'influence première vient de l'estomac, se porte de l'estomac au cerveau, puis du cerveau au cœur, par une double réflexion. Si ma santé est déjà altérée d'autre part, et que l'accident survienne, il est beaucoup plus grave. J'ai quelque fois perdu la connaissance entière pendant quelques secondes; les extrémités du corps sont glacées, une sueur froide et visqueuse coule du visage, et j'éprouve au cardia cette constriction si pénible qui gène la respiration et dont se plaignent les cholériques. Cependant le poumon fonctionne toujours, c'est-à-dire qu'il se dilate et s'abaisse, je puis supprimer volontairement la respiration un peu plus longtemps peut-être qu'à l'ordinaire, mais pas tout-à-fait, ce qui me fait soupçonner que nous puisons dans l'air quelque principe autre que l'oxygène; car bien certainement, pendant la crise, il ne passe plus de sang dans le poumon, ni dans aucun des canaux artériels, et on ne voit pas à quoi peut alors servir le jeu des poumons. Je n'ai jamais perçu distinctement ce raptus du sang vers l'abdomen que sentaient les médecins cholériques cités par Broussais; mais il n'y a aucun doute qu'il est accumulé là, puisqu'il n'y en a plus ailleurs.

Lorsque la circulation est déjà suspendue depuis un certain temps, deux ou trois heures par exemple, je ressens des impatiences et de légers mouvements convulsifs dans les membres inférieurs. Au moment où le cœur se ranime, j'éprouve au cardia une sensation particulière, comme quelque chose qui se relâche, et souvent aussi un ou deux coups successifs dans le cerveau qui annoncent le retour du flot de sang dans cet organe ; je n'ai pas besoin de tâter mon pouls, je suis assuré qu'il est revenu à son rhythme naturel, soixante-dix pulsations bien réglées. Les mouvements du cœur ne sont pas toujours complètement suspendus, mais ils sont tellement précipités que je sens parfaitement qu'il reste fort peu de sang en circulation. Le cœur vacille quelque fois fort longtemps avant de revenir à son type.

J'ai dit que cette observation me paraissait propre à jeter quelque jour sur la phase algide du choléra asiatique; en comparant les symptômes, on jugera qu'ils doivent, en effet, être rapportés à la même cause, à la suspension de la circulation. Un grand nombre de cholériques succombent dans cette phase, la réaction ne pouvant s'établir, soit parce que le sang des veines ne peut déboucher dans le cœur, soit parce que cet organe est définitivement mort lorsque le sang y parvient. Je suis persuadé qu'il a tenu à fort peu de chose que ma vie ne se fût éteinte dans les trois ou quatre premiers accès que j'ai éprouvés, et je présume que bien des individus, moins solidement constitués que je ne le suis, périssent de cette manière. Je crois cependant que le trouble de la circulation est chez moi un accident purement nerveux, probablement causé par quelques gaz développés dans l'estomac, pendant une digestion interrompue par le froid ou par tout autre cause, et que les nerfs moteurs du cœur sont momentanément paralysés, soit directement, soit, ce qui est plus probable, par réflexion, comme je l'ai dit, de la tête au cœur.

Lorsque la circulation du sang se rétablit, les choses se passent sans trouble remarquable, la réaction est à peine sensible; mais il en est rarement ainsi dans le choléra : lorsque la circulation du sang se rétablit après un temps plus ou moins long, ce sang, altéré par le poison et décomposé par la séparation de ses parties constituantes, produit dans les artères des accidents d'un genre opposé au moins aussi dangereux, quelquefois même plus dangereux que les premiers, selon les dispositions des sujets.

On conçoit qu'il faut un navire bien solidement établi pour qu'il puisse résister à ces secousses violentes et successives en sens contraire, et qu'il doit être manœuvré avec beaucoup d'adresse pour éviter tant d'écueils divers. Il est évident aussi que les secours doivent être divers, opposés même, dans ces situations diverses, car s'il s'agit, dans la seconde phase, d'empêcher la mort résultant de la soustraction du sang; dans la troisième, il faut remédier à l'inflammation réactionnaire.

Ces considérations sont de nature à fixer l'attention des médecins, mais la plupart les négligent pour s'occuper de chercher un spécifique.

Les cartons du ministère de l'intérieur et ceux des deux académies sont encombrés de spécifiques; mais aussi, quelle lenteur ces compagnies ne mettent-elles pas dans leurs rapports. Ne croirait-on pas qu'elles

le font exprès pour faire mourir d'impatience les auteurs de ces belles découvertes? Cependant, si la
réserve des académies avait besoin d'être justifiée, on
pourrait dire qu'elles ont mille raisons pour douter
de l'existence de semblables remèdes. Comment
croire, en effet, qu'une substance quelconque puisse
suivre dans tous ses détours les traces du poison,
et, de plus, réparer des désordres déjà irréparables.
Telle est pourtant, si je ne me trompe, l'idée vulgairement attachée aux spécifiques absolus. D'un autre
côté, il se rencontre dans la pratique des circonstances tellement décevantes qu'on est tenté d'excu-
ser la crédulité de ceux qui pensent avoir trouvé de
ces remèdes merveilleux. Je suis fort éloigné, d'ailleurs, de les accuser de mauvaise foi, ce serait
m'accuser moi-même, puisqu'en 1832 je crus avoir
découvert dans l'ipécacuanha un remède presque
spécifique; je dis presque spécifique, parce qu'il se
présentait bien quelques exceptions, mais elles me
paraissaient suffisamment couvertes par le nombre
des succès. Cependant, en 1849, le spécifique me parut avoir beaucoup perdu de sa vertu; l'ipécacuanha
relevait toujours le pouls, mais celui-ci retombait
bientôt; il en était de même après une seconde
et une troisième dose. Il paraît que le remède est
encore moins efficace en cette année 1854. Devais-je
croire que l'effet du remède était différent? J'esti-

mai qu'il était insuffisant, que j'avais affaire à des corps dont les forces centrales se trouvaient épuisées ; dans ma pensée, je comparais l'effet du remède à un coup de fouet appliqué à une misérable rosse : la pauvre bête s'élance sous le coup, mais retombe à l'instant même. Je jugeai qu'il fallait soutenir par un tonique puissant l'effet de l'ipécacuanha, et j'eus la satisfaction de reconnaître que j'avais assez bien jugé ; les préparations de quinquina maintenaient les bons effets de l'ipécacuanha, la circulation se rétablissait avec régularité.

Mais je pense qu'il est nécessaire de reprendre les choses de plus haut et de faire une analyse plus exacte des phénomènes qui se présentent successivement dans le choléra.

Il est reconnu que, sur cent cas, quatre-vingt-quinze au moins commencent par l'irritation des membranes intestinales et des évacuations plus ou moins considérables de diverses matières. Si on arrive à temps au secours du malade, on arrête assez facilement ce premier dérangement, et par là on prévient tous les autres qui n'en sont qu'une conséquence. Quelques narcotiques unis aux astringents remplissent très-bien cette indication première ; mais pendant le cours d'une épidémie, les médecins rencontrent des cas de toutes les espèces. Si l'irritation, augmentant d'intensité et s'étendant à d'autres séries de vaisseaux, a déjà enrayé les mouvements du cœur et suspendu la circulation du sang, les premiers moyens indiqués ne suffisent plus, il en faut d'autres dont la puissance soit proportionnée à l'obstacle qu'il s'agit de surmonter. Or, ce degré de puissance est fort variable; par exemple, dans l'observation que j'ai rapportée, un petit verre de kirsch-wasser suffit souvent pour rappeler ou régulariser la circulation; dans le cas contraire, j'ai recours à la position horizontale; si ce moyen échoue, des serviettes très-chaudes appliquées sur l'épigastre font un très-bon effet. J'ai quelquefois réussi en me comprimant le bas ventre avec mes deux mains et faisant en même temps un effort comme pour aller à la selle. Lorsque je touchais l'endroit probablement convenable, je sentais à l'instant l'oppression cesser et le flot de sang revenir au cerveau par un ou deux coups successifs; j'avais forcé mécaniquement l'obstacle ou le spasme et poussé le sang dans l'oreillette.

J'ai lu, je ne sais où, que, dans le choléra, des Espagnols, (on ne disait pas que ce fussent des medecins), rétablissaient la circulation par des massages d'un certain genre, et je n'en fus pas surpris; je doute fort, par exemple, que ce moyen ait réussi dans tous les cas, ainsi qu'on l'affirmait, car il m'a failli le plus souvent.

La suspension de la circulation est, dans le choléra, un accident plus grave encore que dans le cas de mon observation. Si on parvient à ranimer le cœur, tout n'est pas fini pour cela ; le sang vicié, et en partie décomposé, qui est accumulé dans les veines du basventre, en revenant dans le cœur et les artères rendues plus irritables par le repos, deviendra la cause d'un nouveau trouble d'autant plus dangereux que la suspension aura été plus longue. Cependant l'indication la plus pressante est de rétablir la circulation du sang. Peut-on considérer comme indifférente la manière dont on le fait ? S'il importe d'arrêter promptement les évacuations pour prévenir l'arrêt du cœur, il importe au moins autant de rétablir le plus tôt possible la circulation suspendue, et de diminuer les chances et les dangers d'une réaction trop impétueuse et désorganisatrice. Tout est pressant dans le choléra, quelques minutes décident souvent du sort du malade. Voilà pourquoi tant d'individus ne peuvent recevoir à temps les secours convenables ; il s'agit plutôt ici de prévenir que de guérir. Dans ce cas comme dans mille autres, on ne peut que trop bien apprécier la faiblesse de nos moyens, comparée à la force toujours ascendante des symptômes morbides. Sur ce point seulement il y a unanimité de sentiments ; prévenez les maladies ou opposez-vous à leur déve-

loppement. S'il y a quelque chose de prouvé en médecine, c'est assurément le peu d'efficacité des moyens
dont l'art dispose pour arrêter instantanément les
mouvements désordonnés et impétueux de l'organisme. Si l'esprit n'aperçoit pas la raison de cette
difficulté, l'expérience l'a mise depuis longtemps
hors de doute.

Je répète ma question : les moyens dont on se
sert pour rétablir la circulation éteinte sont-ils in-
différents relativement aux suites de la maladie? Je
ne le pense pas ; cela dépend des sujets et des dispositions particulières à certaines populations : cet
état est toujours excessivement périlleux. Mais les
boissons alcooliques et tous les excitants énergiques
m'ont paru nuisibles aux jeunes gens vigoureux
et aux tempéraments sanguins ; il est prudent de
commencer par les cataplasmes sur le bas ventre,
les massages, les ventouses et les vésicatoires, les
ustions sur le cardia, les commotions électriques
modérées et autres moyens semblables. Il est d'autant plus important de prévenir ou d'empêcher l'inflammation qui se déploie si souvent, lorsque la
circulation se rétablit après un long temps d'arrêt,
que nos moyens de la combattre sont moins effi-
caces. Il en est de cette troisième phase comme
des deux premières, l'important est de la prévenir
quand on le peut. Ces considérations font surgir

une question de la plus haute importance sous plus d'un rapport : l'opportunité de la saignée dans le choléra. Cette question a été un sujet de grande controverse entre des médecins d'un mérite éminent : les uns considèrent la saignée dans toutes les phases du choléra comme une espèce de spécifique, tandis que d'autres, comme M. Nacquart et moi, s'étonnent que des praticiens graves aient pu conseiller la saignée dans la période algide. Il est certain que les premiers qui ont osé saigner dans cette période l'ont fait en désespoir de cause et ont sauté à pieds joints sur tous les préceptes de la médecine relatifs aux indications de la saignée, et ce fut sans doute par un des procédés de cette belle méthode, dite perturbatrice, si toutefois on peut honorer du nom de méthode cette manière désespérée de décider du sort des malades. En bonne police, ce jeu de hasard devrait être défendu comme les autres. Quand vous ne savez réellement pas ce qu'il faut faire, attendez; peut-être ce qu'il faut faire se fera mieux sans vous ; en tous cas, l'évènement ne pèsera pas sur votre conscience. Je dois dire ici que je n'ai jamais saigné aucun malade, ni dans la phase d'évacuation, ni dans la phase algide, que même je n'ai pas été fort satisfait des saignées que j'ai faites dans la période de réaction, sans pourtant en contester l'utilité dans certains cas. Les évacuations de sang n'ont pas le même succès que dans les inflammations vraies ou artérielles. Pourquoi? C'est le sujet d'une question fort importante pour la pratique.

Après avoir examiné avec toute l'attention dont je suis capable les résultats de la saignée dans les phases diverses du choléra, et pesé le plus justement qu'il m'a été possible les raisons pour et contre, j'ai jugé qu'il en était de la saignée comme de tant d'autres moyens successivement préconisés, qui peuvent être utiles ou nuisibles en raison de dispositions et de circonstances exceptionnelles. Lorsqu'au début le pouls est plein et fort, ainsi que plusieurs praticiens disent l'avoir trouvé, l'ouverture d'une grosse veine peut être un moyen de prévenir bien des accidents pendant la réaction (1); il serait même possible que la piqûre de cette veine réveillât l'irritabilité du système veineux, de la grande circulation, disposé à tomber dans l'inertie par le soutirage des veines portiques; le consensus entre les veines et les veinules est tel, en certains cas, qu'on pourrait le comparer aux ondulations si rapides des feuilles de la sensitive; mais il serait imprudent dé'tablir des règles de pratique sur des cas exceptionnels. En faisant cette concession, je

(1) Mais n'était-ce pas déjà la réaction?

dois dire que, dans le cours de trois épidémies observées par moi, je n'ai jamais rencontré de ces pouls forts et pleins (1), mais toujours, au contraire, de ces pouls vacillants et faiblissants de plus en plus ; je reconnais donc qu'il ne faut pas juger de la généralité des faits par ce qui se passe dans son village ; on s'expose, en ce cas, à bien des surprises et des déceptions. Je dis cela pour ces praticiens qui croient ou disent avoir guéri par la saignée ou tout autre moyen tous ceux qui ont eu le bonheur de tomber entre leurs mains ; c'est, il faut en convenir, une faveur étrange de la fortune, ou un tour de grande habileté.

On peut faire, à ce sujet, un rapprochement qui n'est pas sans intérêt : on sait depuis long-temps qu'une saignée modérée, au début ou un peu avant le début d'une fièvre intermittente, empêche quelquefois le développement des trois périodes qui composent un accès ; cependant cette pratique n'est jamais devenue générale. On a réussi plus souvent par des vomitifs, des ligatures appliquées précédemment sur les membres et relâchées au moment où le frisson va commencer ; mais une certaine dose de quinquina est un remède d'un usage plus général et surtout d'un effet bien plus

(1) Il ne faut pas juger de la force ou de la faiblesse du pouls sur une première épreuve.

certain. C'est encore avec bien plus de raison, ce me semble, que, dans des cas aussi graves et aussi rapides que le choléra, on doit préférer les moyens qui relèvent directement les forces centrales, comme les vomitifs et le quinqnina. Mais ce n'est pas assez de connaître ces puissants remèdes, il s'agit encore d'arriver à temps; ici le temps est d'un prix immense, et, le plus souvent, sa perte est irréparable. C'est à cette cause bien plus encore qu'à l'impuissance de la médecine qu'il faut attribuer la mort d'un si grand nombre de ces infortunés.

IX.

J'infère de ces considérations que les secours doivent être institués longtemps d'avance et d'une manière toute différente que par le passé; on doit s'attacher bien plus à prévenir les accidents qu'à les guérir. Si on insistait relativement aux pertes de sang, en observant que ceux qui les ont subies n'ont pas succombé en plus grand nombre que les autres, je dirais qu'après une certaine durée du période algide, le sang renfermé dans les veines n'a plus une grande valeur, qu'il n'est plus susceptible d'être restauré, et que le plus pressant est d'en faire du nouveau. Mais peut-on tirer du sang quand il n'y en a plus dans les veines (1)?

— On peut juger, par vos prémisses, que votre médecine dans le choléra est principalement préventive. Vous ne croyez pas aux spécifiques; vous nous produirez probablement quelque antidote de votre fabrique : je ne pense pas cependant que vous prétendez aux prix proposés; vous ne devez pas ignorer qu'on exige des faits nombreux et des résurrections incontestables? Or on voit clairement que le quinquina, que vous paraissez vouloir produire comme un antidote du choléra, n'a d'autres droits à ce titre que vos idées théoriques et l'analogie que vous avez cru remarquer entre cette affection et les fièvres intermittentes simples ou pernicieuses?

— Il est possible que mes idées se soient développées dans l'ordre que vous mentionnez, mais elles se sont fortifiées par la réflexion et l'expérience. En médecine il n'y a rien d'absolu; la puissance d'un remède quelconque ne peut être que proportionnelle à la résistance; mais je persiste à dire, et je maintiens que le quinquina et ses préparations convenablement employées sont de beaucoup supérieurs à tout ce qui a été proposé jusqu'à ce jour; toutefois il

(1) N'importe, tirez toujours, en médecine comme en philosophie on peut tout dire impunément.

faut, comme dans les fièvres intermittentes, le donner
avant l'accès, savoir en mesurer les doses et y join-
dre les remèdes capables de renforcer son action en
certains cas, ainsi qu'on le pratique dans les fièvres
intermittentes. Cette considération est d'autant plus
importante que, dans le choléra, l'accès est ordinairement unique, et que cet unique accès décide de la
vie ou de la mort.

Je dirai donc que j'ai mis aussi cet antidote en
expérience toutes les fois que l'occasion s'en est
présentée, et je connais grand nombre de médecins
qui, comme moi, en ont fait usage pour eux et leurs
amis, à leur grande satisfaction. C'est donc avec
confiance que je le recommande comme préservatif
aux jeunes médecins d'un tempérament délicat et
à toutes les personnes non encore acclimatées qui,
par devoir ou par sentiment, sont retenues dans les
lieux infectés ou forcées d'y aborder. Il est bien
reconnu aujourd'hui que c'est dans les habitations
des hommes que le poison cholérique se développe
avec le plus d'activité, il n'y faut jamais rester sans
nécessité; c'est dans ces demeures que le danger
est le plus imminent; c'est là aussi qu'il serait
souvent possible de détruire le miasme et d'arrêter
sa marche (1). Quant aux personnes, de tous les

(1) La chaux vive, convenablement employée, me paraît
être jusqu'à présent le moyen le plus sûr pour détruire les

moyens défensifs proposés jusqu'alors, le quinquina m'a paru le plus puissant pour soutenir les forces lorsqu'elles périclitent, ainsi qu'il arrive si souvent dans le cours des épidémies, et donnent par cette cause plus de prise au poison. J'ai toujours employé le tannate de quinine à des doses proportionnées aux chances que l'individu me paraissait courir, à raison de son tempérament et de sa position ac-tuelle. Cependant ma confiance en cet antidote n'a jamais été telle qu'elle m'ait fait négliger aucune des précautions conseillées par l'hygiène, et encore,

miasmes de toute espèce; mais ce n'est pas en en répandant sur le sol ou en enduisant les murs avec de la chaux réfroi-die qu'on obtient de bons résultats. Il faut fondre, dans toutes les chambres de la maison infectée, et même dans les maisons voisines, de la chaux sortant du four; c'est la vapeur brûlante, et pénétrant partout, qui décompose les substances toxiques.

Dans ma lettre déjà citée sur l'épidémie cholérique qui envahit la ville d'Etain en 1852, je rapportais un fait fort remarquable, lequel, ajouté aux observations déjà connues, prouvait que, dans les lieux et les terrains imprégnés de substances végétales et animales en fermentation, le choléra se développait plus promptement et sévissait avec plus de rigueur que partout ailleurs. Il s'agissait d'un égoût qui, de temps immémorial, n'avait pas été nettoyé et versait les eaux pluviales imprégnées de fumier jusqu'à la rivière. Cet égoût, sur un développement de cinq à six cents mètres, traversait à angle droit deux rues et quatre rangs de maisons; les funérailles furent accumulées sur ce trajet, la mort semblait avoir tracé cette ligne.

Dans une maison située rue Lavaux, où je croyais avoir

en dépit de tous les antidotes et de toutes les précautions, il arrivera souvent que la défense se
trouvera inférieure à l'attaque, car la médecine
guérira toujours le choléra et toutes les maladies
graves comme la chirurgie guérit les coups de
canon.

X.

En traitant du choléra asiatique je ne puis passer
sous silence cette suette miliaire qui, en 1849 et en
1854, s'est montrée presque partout immédiatement

vu mourir tous ceux qui l'habitaient, j'appris plus tard
qu'il n'en était pas ainsi : cette maison abritait quatre mé-
nages, deux au rez-de-chaussée et deux au premier étage.
Tout le monde y mourut, comme je l'ai dit, à l'exception
de ceux qui habitaient le rez-de-chaussée à droite; ce
logement était occupé par un plafonneur qui, tous les
jours, pour son usage, fondait dans des auges une certaine
quantité de chaux vive. Ce ménage était composé de
quatre personnes : aucune ne fut attaquée, quoique l'égoût
passât immédiatement sous le plancher fort mal joint des
deux chambres. J'ai lu, je ne puis dire où, une observation toute semblable. Ces faits méritent de fixer l'attention
de la police. En 1854, on fit de semblables fumigations de
chaux vive dans plusieurs maisons où il mourut quelques
cholériques; M. le maire fit distribuer de la chaux à ceux
qui en demandèrent : le mal ne s'étendit pas ; il ne mourut
que neuf personnes, la plupart venues du dehors. Je suis
persuadé qu'on pourrait souvent étouffer l'épidémie en
fumigeant la première maison envahie et celles qui en sont
voisines.

après le choléra. Ces sueurs ont remplacé le choléra en plusieurs localités, voire même dans des contrées entières, sévissant quelquefois en même temps ou alternant avec lui. Cette suette a été généralement considérée comme une épidémie nouvelle incidente au choléra : c'était une conséquence naturelle de la manière présente de juger des maladies, laquelle me paraît fort peu rationelle. Ces alternatives tant de fois répétées de choléra et de suette ont été trop générales et trop fréquentes pour qu'on puisse les attribuer au hasard ; elles doivent plutôt, ce me semble, suggérer l'idée que ce sont deux accidents, deux formes différentes du même empoisonnement.

L'analogie est tout-à-fait favorable à cette opinion : je prescris, par exemple, un remède drastique à trois personnes différentes, la première est purgée violemment, la seconde éprouve un flux d'urine, la troisième des sueurs profuses. Ces effets divers, sous l'influence du même agent, ne peuvent être attribués qu'à la disposition si variable des corps humains : pourquoi donc, disais-je dans cette pensée, cette suette miliaire ne s'est-elle montrée nulle part en 1832 ? Je n'en ai pas observé moi-même ; je n'ai pas su que d'autres en eussent observé à cette époque ; cependant j'ai vu depuis que le fait avait eu lieu dès cette première invasion.

M. Dunoyer, médecin à Dieue, avait déjà signalé, avant 1849, cette rencontre de la suette et du choléra (1). « Je fus fort surpris, dit M. Dunoyer, qu'un « fait aussi remarquable que la coïncidence de la « suette et du choléra eût été restreint à une si petite « localité que Dieue : je suis disposé à croire que « cette coïncidence, qui a souvent eu lieu, n'a pas « été remarquée » Je suis fort porté à le croire aussi; le fait a été plus rare en 1832, le tumulte plus étourdissant, mais j'ai cru devoir noter cette observation précieuse de M. Dunoyer, pour donner à la raison l'appui de l'expérience.

Je conçois parfaitement que les empiristes, nosologues ou nosographes ne peuvent donner leur assentiment à nos explications; leur méthode s'y oppose formellement : ces Messieurs disent à l'encontre : la suette a régné en Europe bien avant qu'il fût question du choléra asiatique; depuis l'invasion du fléau, elle s'est montrée de prime-abord dans des contrées entières ou le choléra ne s'était pas encore montré sous son masque ordinaire : la suette n'est donc pas le choléra? — Assurément la suette n'est pas le choléra; si vous ne faites attention

______

(1) Voyez dans les mémoires de la société philomathique de la ville de Verdun-sur-Meuse, pour l'année 1855, page 118, la relation de la suette miliaire qui a régné en 1849 dans cet arrondissement.

qu'aux signes extérieurs ou aux jeux des appareils éliminateurs, ces jeux sont évidemment différents dans l'un et l'autre cas ; mais je prie les médecins d'observer que ces agents nuisibles ou toxiques sont innombrables, tandis que les moyens de défense se trouvent assez restreints. Il n'est donc pas étonnant que des substances nuisibles, visibles ou invisibles, de nature fort différente, soient expulsées de l'organisme par des procédés semblables, et ne serait-il pas ridicule de soutenir que le même moyen d'élimination est une preuve de l'identité de nature de ces mêmes corps ? Je ne puis dire quelle était l'espèce de miasmes qui a causé les suettes antérieures au choléra asiatique ; probablement ce n'était pas la même. Au rapport des contemporains, elle se montra plus formidable ; la suette qui a succédé au choléra n'a pas été généralement fort meurtrière lorsqu'on ne l'a pas aidée par un traitement contraire.

— Vous connaissez par conséquent le traitement opposé à la suette miliaire ?

— Mais oui, à peu-près, de celle du moins qui a sévi dans nos cantons à la suite ou dans le voisinage du choléra ; je serais même tenté de la surnommer cholérique, contrairement à l'étimologie, pour indiquer sa commune origine. Les cas assez nombreux que j'ai observés en 1849, à la suite et au déclin du choléra, m'ont tous, il est vrai, paru assez peu graves; aussi je n'opposai à la plupart rien de significatif tant que le mouvement me parut se maintenir dans des degrés convenables et peut-être salutaires; dans le cas contraire, je soutenais les forces centrales avec le sulfate de quinine, ne sachant rien faire qui fût plus directement utile. Je ne dis pas qu'il soit impossible de mieux faire; mais je craignais que mon intervention ne devînt nuisible (1). J'avais cependant lu, comme tant d'autres, que la saignée était un remède souverain aussi bien contre la suette que contre le choléra (2); mais je n'en ai jamais rien cru. Je ne veux pas soutenir que les évacuations du sang ne puissent, dans des circonstances exceptionnelles, offrir quelqu'avantage dans ces deux cas; mais bien certainement ce n'est pas la règle : ce point a déjà été fort savament discuté au sujet des fièvres dites putrides, asthéniques, etc.

Lorsque les sujets *surpris* par ces fièvres étaient supposés avoir plus de sang que les forces du cœur n'en pouvaient soulever, on conseillait quelques pertes de sang modérées pour alléger le far-

(1) Stava ben, ma per meglio stare, sta qui.

(2) Ces Messieurs doivent être surpris que d'autres réussissent *presqu'aussi bien qu'eux*, par l'ipécacuanha, le sulfate et le calorique.

deau et prévenir l'engorgement ; je crois en effet que, dans les cas où le sang déborde, ce secours peut être utile ; mais c'est un point bien délicat : il faut savoir bien estimer l'état des forces centrales et bien choisir le moment. Je conseillerais à des ouvriers médiocres comme moi d'imiter les marchands dans leurs débats et de partager le jeu en deux, en allégeant un peu le poids d'un côté et en soutenant de l'autre, par le quinquina, les forces du cœur débilitées.

Cette médication composée produit un double effet en sens contraire que, dans la théorie, l'on conçoit très bien devoir concourir au même but. L'un ou l'autre isolément employé eut été insuffisant, mais, réunis, ils emportent le pas.

Tout cela est bien connu, quoiqu'assez rarement mis en œuvre ; nous ne réclamons que le mérite de l'explication qui pourra seule rendre cette doctrine vulgaire.

C'est l'absence de principes généralement acceptés et suivis qui cause ce flux et reflux perpétuel qui règne en thérapeutique. On compte plusieurs écoles, ce qui doit paraître assez extraordinaire à ceux qui ne sont pas du métier, et, dans chaque école, plusieurs sectes indépendantes, ce qui augmente encore la confusion ; il est fort heureux que la machine soit assurée contre un grand nombre de sinistres. Les symptômes dont on compose la plupart des maladies ont une signification contraire, le vomissement, les évacuations de plusieurs espèces, la fièvre sont utiles ou nuisibles, selon qu'ils résultent de l'effort des forces internes ou externes. C'est, je crois, une des principales causes de nos discordes et des changements supposés dans des choses qui n'ont jamais changé. C'est nous qui changeons et désignons les désordres par un nom relatif au côté sous lequel nous les regardons. C'est ainsi que nous avons, dans un temps, fabriqué une infinité de fièvres et les avons ensuite fondues toutes dans une seule qui est la typhoïde; mais l'économie n'est pas très grande, car cette fièvre typhoïde se traite de dix manières différentes, ce qui revient à peu près au même : on trouve probablement que c'est plus commode. Je pense, par les motifs précités, qu'il est dangereux d'attacher des traitements fixes et arrêtés à des symptômes d'un caractère double qui induisent si facilement en erreur. La suette miliaire, dont nous traitons, en est un nouvel exemple. Des médecins ont écrit que les émissions sanguines étaient souveraines dans le choléra comme dans la suette; et les médecins qui n'avaient pas encore vu ces maladies ont cru devoir imiter ces exemples. — Que pouvaient-ils donc faire? — Imiter Hippocrate, qui voulut toujours examiner les choses par lui-même.

On a reproché à ses observations d'être des médi-tations sur la mort; mais il ne faut pas être grand grec pour voir que ces observations sont des études pour s'éclairer par autopsie, ainsi que chacun doit le faire dans les cas difficiles, pour la sécurité de sa conscience.

En 1849, le choléra, sous sa forme la plus for-midable, sévissait dans nos environs, lorsque la suette miliaire se manifesta successivement dans treize villages de l'arrondissement de Verdun : le village d'Eix, entre Verdun et Etain, fut le pre-mier envahi; les deux premières personnes atta-quées furent deux jeunes filles; on les saigna toutes deux, et toutes deux périrent en très peu de temps; une troisième femme, à qui on appliqua des sangsues, n'eut pas un meilleur sort. On change de traitement : à une cinquantaine d'habitants, qui furent attaqués ensuite, on administre le sulfate de quinine, et il ne meurt plus personne. M. le doc-teur Neucourt, qui avoue n'avoir eu aucune donnée précise sur le traitement de cette suette, déclare que tous ceux qu'il a saignés ou vus saigner ne sont pas morts, mais que leur convalescence lui a toujours paru plus difficile et les rechûtes plus fréquentes. M. Madin, médecin désigné de cet arrondissement (1), qui considère aussi la suette miliaire comme un symptôme du choléra asiatique déjà affaibli, observe que si, dans le village de Sommedieue, il y eut de 12 à 15 victimes sur 72 cas, les malades de cette localité furent traités par la saignée et les sudorifiques, deux moyens qui semblent devoir augmenter le mal en excitant plus fortement les lymphatiques déjà trop exaltés et en diminuant les forces centrales déjà trop affaiblies ; c'est justement le contraire qu'il faut faire.

RÉSUMÉ.

Les phénomènes divers résultant du jeu naturel de la machine humaine pendant le cours d'une révolution diurne et séculaire (2), plus particulièrement encore les symptômes suscités par des dérangements accidentels, tels que ceux exposés à dessein dans ce mémoire, me semblent donner lieu aux inductions et aux déductions suivantes :

(1) *Considérations sur la nature et le traitement du Choléra.* Voyez pages 78 et 79, troisième édition.

(2) Je crois, comme M. Flourens, que la vie humaine, convenablement ménagée, est fixée à 100 ans.

1° Qu'une telle machine, dont les molécules constituantes ont besoin d'être renouvelées sans cesse pour entretenir son jeu, doit être établie sur deux grands systèmes de nerfs et de vaisseaux, aspirants et foulants, importants et exportants;

2° Que les forces motrices de deux tels systèmes fonctionnant en sens inverse doivent nécessairement être disposées dans une direction opposée, ce qui rend impossible la conception rationnelle des maladies vulgairement dites générales;

3° Que cet antagonisme, ressortant du raisonnement et appuyé sur l'expérience, force d'admettre une pondération, qui consiste dans le degré de résistance que l'une de ces forces oppose à l'autre, pour régler les degrés de croissance et de décroissance dans le temps et l'espace; que c'est le point réglementaire du mouvement normal, en deçà et au-delà duquel commence le désordre, ce qui m'a fait penser que l'altération de la pondération était la première cause de toutes les maladies;

4° Que ces forces motrices, supposées électriformes, se tirant de l'arbre vertébral et de ses annexes par un procédé excitateur *proportionnel* et *spécifique* à l'un et à l'autre système, on conçoit sans effort comment l'excès ou le défaut d'excitement devient une cause inévitable de perturbation;

5° Que si, à la connaissance exacte de ces spécialités, on réunissait celle du degré auquel on peut porter l'excitement, on serait à même de faire jouer à son gré la machine animale dans l'un et l'autre sens ;

6° Qu'il résulte de ces considérations qu'il importe d'étudier particulièrement l'action *spécifique* des modificateurs, non pas d'une manière vague, comme on l'a fait jusqu'à présent sous le nom de maladies arbitrairement fabriquées, mais sur les deux systèmes désignés, les appareils et les organes de leurs domaines respectifs ; qu'alors seulement la médecine conservera ses conquêtes, deviendra une science semi-rationnelle comme toutes celles de la même catégorie, et ne sera plus troublée par des absurdités telles que celles que M. *Hannemann* et tant d'autres charlatans sont venus nous débiter, au grand scandale de la médecine et de la raison.

Je terminerai en disant que les réparations et les additions que j'ai faites à la machine de Brown me semblent bien valoir celles de Watt à la machine de Newcomen.

FIN.

www.ingramcontent.com/pod-product-compliance
Ingram Content Group UK Ltd.
Pitfield, Milton Keynes, MK11 3LW, UK
UKHW022335070726
13614UKWH00003B/1069